Docteur FRAIKIN

Ex-interne, médaille d'or

ncien Chef de clinique à la Faculté et Médecin résidant
de l'Hôpital Saint-André.

Lauréat de la Faculté et des Hôpitaux

Médecin de l'Institut orthopédique d'Argelès-Gazost
(Hautes-Pyrénées)

CONSIDÉRATIONS PRATIQUES

SUR LA

SCOLIOSE ESSENTIELLE

SCOLIOSE ESSENTIELLE

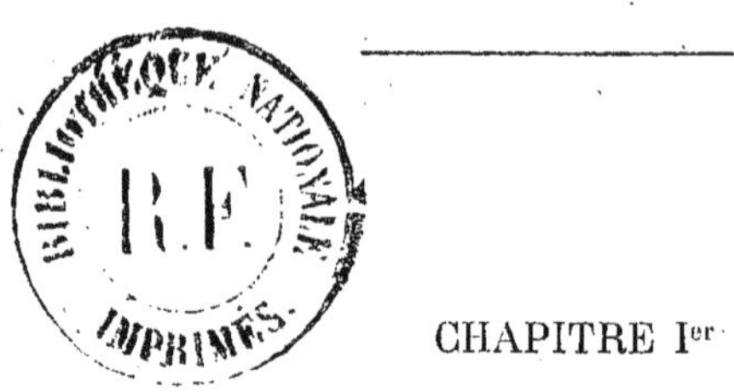

CHAPITRE Iᵉʳ

PRÉLIMINAIRES

Il ne faut pas s'attendre à trouver dans les pages qui suivent une étude détaillée non plus qu'une revue générale de la scoliose essentielle. J'ai volontairement laissé en partie dans l'ombre la description minutieuse des lésions anatomiques, des théories pathogéniques, des appareils, manœuvres modelantes, exercices réglés de gymnastique, etc., abondamment décrits dans les traités spéciaux (V. les ouvrages de Redard, Berger et Banzet, Phocas, Mme Nageotte-Wilbouchewitch, Hoffa, etc.). J'ai voulu simplement donner ici quelques réflexions *pratiques* et insister sur certains points importants du diagnostic et du traitement, auxquels tous les orthopédistes n'accordent peut-être pas une part suffisante.

*
* *

La scoliose est la déviation latérale permanente de la totalité ou d'un segment de la colonne vertébrale. La scoliose essentielle des adolescents se montre dans la période de croissance, principalement chez les filles. La principale variété (que nous prendrons comme type, dans cette étude) est la scoliose à convexité dorsale droite. Lorsqu'elle est de date un peu ancienne, cette courbure primitive s'accompagne de courbures en sens inverse (dites de compensation) des autres segments vertébraux.

De la scoliose *essentielle*, on différencie les autres variétés : scolioses statique, rachitique, dans les maladies nerveuses, les pleurésies anciennes : toutes scolioses *symptomatiques*.

Au point de vue anatomique, la déviation vertébrale est caractérisée par une torsion ou rotation des vertèbres, la

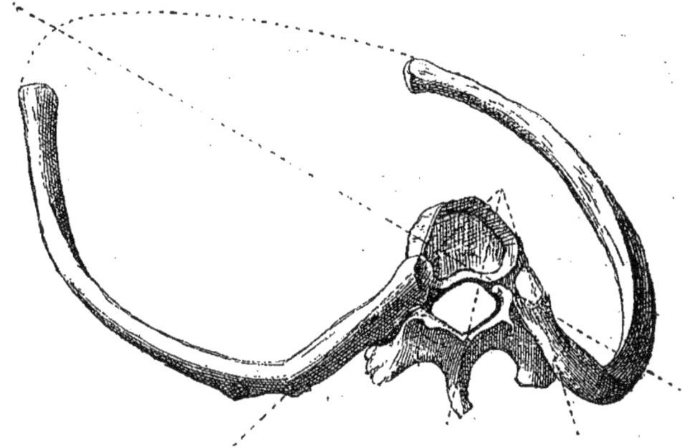

Fig. 1. — Configuration des côtes et diamètres thoraciques dans un cas de scoliose dorsale convexe à droite (Lorentz)

flexion du rachis, et consécutivement les malformations thoraciques ou pelviennes. La figure ci-dessus définit mieux que de longues descriptions la déformation costale. Quant au bassin, il est oblique ovalaire, obliquité toujours inverse de celle du thorax.

CHAPITRE II

OBSERVATION. — FICHE SCOLIOMÉTRIQUE.

Ces préliminaires posés, étudions maintenant la manière de prendre l'observation d'une scoliotique.

Il est nécessaire, lorsqu'on entreprend le traitement d'une

scoliose d'avoir une observation très précise. Ici, point de phraséologie ; des faits, des renseignements exacts, quasi mathématiques, des graphiques, des photographies. En orthopédie, on doit savoir user, abuser même de la photographie. Elle est indispensable tant au médecin qu'au malade, ou du moins à son entourage. La thérapeutique est forcément très lente, les résultats peu appréciables à des intervalles rapprochés pour un œil non exercé ; les parents de la petite malade se découragent souvent et seraient tentés de nier l'amélioration obtenue. Grâce à la photographie et à la méthode graphique, le médecin les rassure en mettant sous leurs yeux et en leur faisant suivre, étape par étape, les progrès accomplis.

Nous devons, tout d'abord, donner brièvement quelques renseignements sur l'étiologie, les symptômes et le diagnostic différentiel de l'affection.

Comme causes prédisposantes, nous admettrons : la faiblesse générale, musculaire, et ligamenteuse, les troubles menstruels, l'anémie et la chlorose, l'usage des corsets, l'hérédité ; comme causes efficientes : les mauvaises attitudes dans la position assise, dans la station debout (position hanchée), le pied plat.

La symptomatologie se caractérise d'abord par la déviation latérale du rachis ; elle est totale ou partielle, dorsale ou lombaire. C'est la courbure primitive qui postérieurement peut occasionner des courbures secondaires de compensation, en sens inverse. Dans un degré un peu avancé, les omoplates sont asymétriques : elles indiquent la rotation des corps vertébraux.

On distingue trois degrés dans la scoliose, — Premier degré : déviation légère ; les attitudes vicieuses disparaissent par la suspension. — Deuxième degré : les phénomènes de torsion se manifestent, il existe des courbures de compensation ; la suspension redresse en partie la déviation. — Troisième degré : il existe en outre d'une forte déviation et de courbures secondaires, ne disparaissant pas par la suspension, des déformations thoraciques (gibbosité prononcée, déviation du sternum), occasionnant des troubles respiratoires et circulatoires.

Enfin, à côté de la scoliose habituelle évoluant lentement, on reconnaît la scoliose grave, à marche aiguë.

Le diagnostic doit être fait avec une mauvaise attitude, la

flexion simple ; avec le mal de Pott (quelquefois assez difficile). Il faudra surtout différencier la scoliose essentielle
d'avec la scoliose statique, rachitique, nerveuse, pleurétique.
Et enfin, faire le diagnostic des variétés et des degrés.

*
* *

Lorsqu'un scoliotique se présente devant le chirurgien,
celui-ci doit procéder à un interrogatoire et à un examen
méthodiques.

Il prend en note, le nom, l'âge, le sexe. — Il s'enquiert
des antécédents : héréditaires (la scoliose l'est fréquemment);
personnels : mode de nutrition pendant la première enfance
(sein, biberon); maladies antécédentes. Dépister le rachitisme. Ya-t-il des troubles de la vue (myopie), du nez ; de la
station debout ; une pleurésie ancienne ; une affection nerveuse (ces recherches ont une grande importance pour établir
le diagnostic différentiel); une mauvaise attitude scolaire ;
port d'un mauvais corset, etc. Il demande la date du début de la
maladie (marche lente ou aiguë). Il note les troubles fonctionnels, hyperesthésies cutanées (très fréquentes), gêne de
la respiration, du cœur, au repos, pendant la marche et la
course, les troubles menstruels et digestifs.

Passons à l'examen détaillé. — Pour cela, la malade doit
être dévêtue, au moins jusqu'au sacrum, bras pendants,
attitude droite, symétrique. D'un coup d'œil, le chirurgien se
rend compte de l'état général, apprécie le système osseux et
musculaire, puis va droit à la lésion. — Il étudie soigneuse-
ment les courbures, principales et secondaires. On s'en rend
mieux compte en dessinant au crayon dermographique les
saillies squelettiques : vertèbres, omoplates. On reconnaît
l'asymétrie des omoplates en faisant croiser les bras de la
malade sans changement dans la direction des épaules, et en
palpant avec soin les espaces scapulo-vertébraux. Par la
suspension (manuelle ou appareils de Sayre, suspension
par la tête ou les aisselles), on voit si la déviation est réduc-
tible en totalité ou en partie et quelle est la souplesse du
rachis. On apprécie enfin, par la vue et le toucher, l'état du
thorax, du bassin (inclinaison de la crête iliaque, du pli
fessier, qui est aplati, déviation de la symphyse pubienne ;

on recherche les zones d'anesthésie ou d'hyperesthésie
cutanée. Enfin, on termine par un examen minutieux du
poumon, du cœur (hypertrophie apparente ou réelle) et de

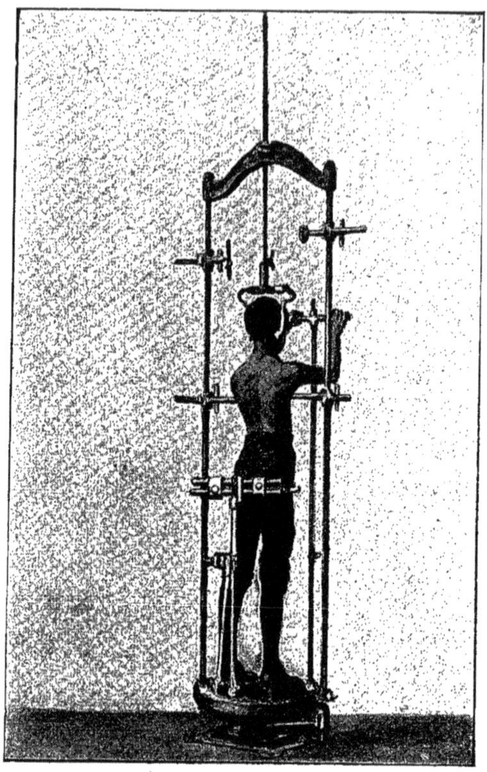

FIG. 2. — Appareil enregistreur des sections verticales du tronc (Zander).

l'appareil digestif. N'oublions pas que la rhinoscopie est souvent utile et peut donner des indications précieuses.

Tous les détails intéressants étant inscrits en quelques
mots, la malade est conduite dans la salle de mensuration.

Les procédés de mensuration sont nombreux. Nous n'énu-
mérerons que ceux dont nous nous servons habituellement.

La déviation rachidienne est tracée au crayon dermographique ; il nous est facile, avec un décimètre et un fil à plomb, de prendre la flèche de la courbure (l'enfant, cela va sans dire, est toujours en position symétrique). Nous avons ainsi un premier chiffre précis.

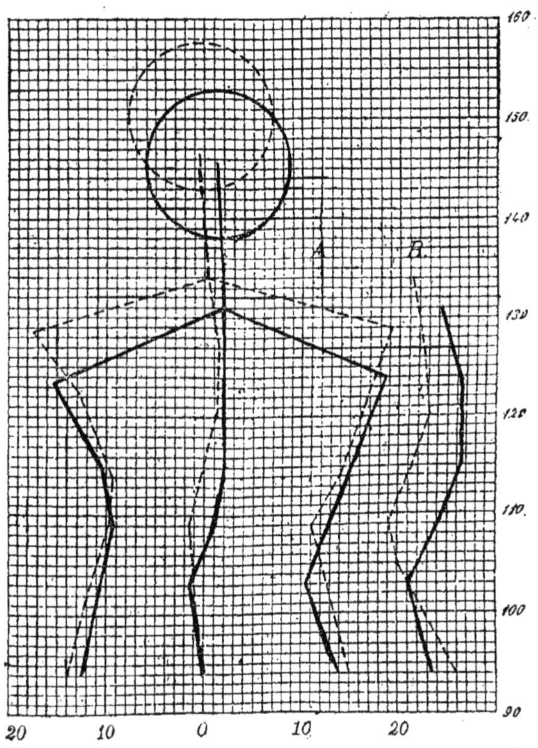

Fig. 3. — Graphique pris avec l'appareil de Zander.
A) Graphique d'une scoliose. — B) Graphique d'une cyphose.
Le tracé en pointillé indique le résultat du traitement.

(D'après F. Lagrange, *Mouvements méthodiques et Mécanothérapie*)

Nous prenons la taille exacte de l'enfant, à l'aide de l'appareil de Zander. (Fig. 2.)

Pendant que le sujet est dans l'appareil, nous inscrivons le schéma graphique des sections verticales. (Fig. 3.)

Nous prenons ensuite la photographie (à travers un réseau) du dos de l'enfant sur lequel les arêtes squelettiques ont été, au préalable, dessinées au crayon dermographique. (Fig. 4.)

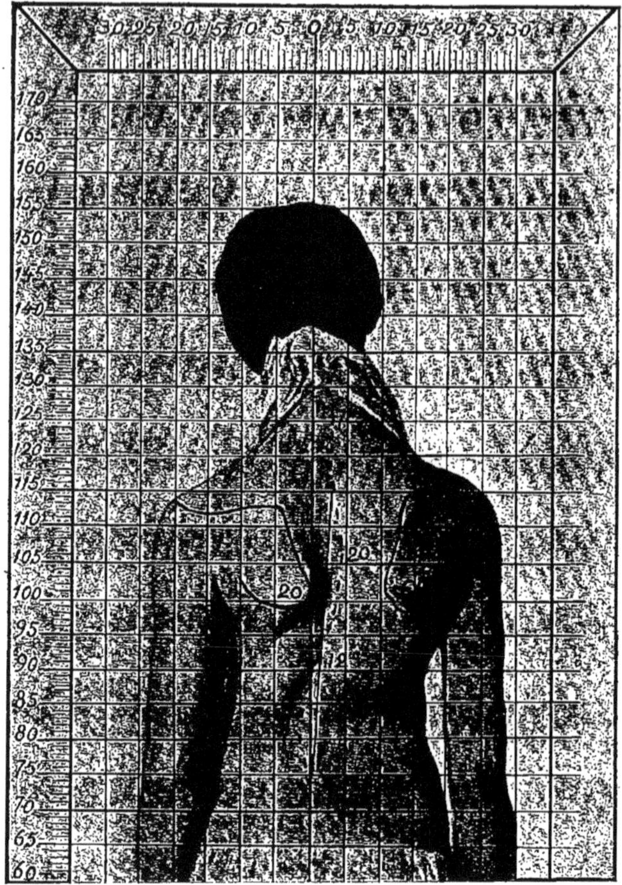

Fig. 4. — Mensuration d'une scoliose, par photographie à travers un grillage en fils métalliques, du dos de l'enfant, sur lequel les arêtes squelettiques ont été au préalable dessinées au crayon dermographique.

Un bon procédé est celui de Judet. Il consiste à combiner l'emploi de la photographie avec celui des réseaux mensurateurs (1). Il est impossible de demander une graduation

(1) H. Judet. — Photomensuration des difformités. — *Progrès médical*, 20 août 1904.

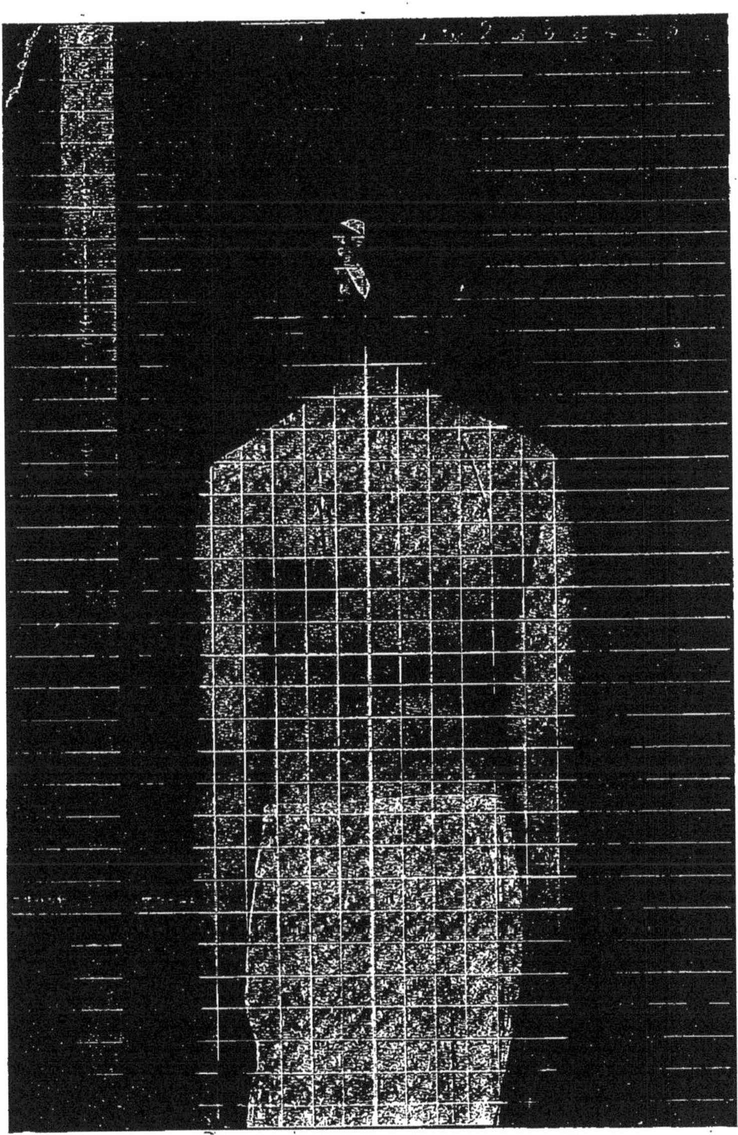

FIG. 5. — PHOTOMENSURATION D'UNE SCOLIOSE PAR LE PROCÉDÉ EN DEUX TEMPS

1° L'épreuve négative est faite à une échelle connue (indiquée par la toise latérale).
2° L'épreuve positive représentée ci-contre est obtenue en plaçant, devant la plaque négative, une plaque de verre réticulée et graduée.

plus exacte, plus géométrique et plus frappante, même pour des personnes extramédicales ; elles se rendent compte du premier coup d'œil, tandis que l'interprétation des graphiques de Zander demande une certaine éducation.

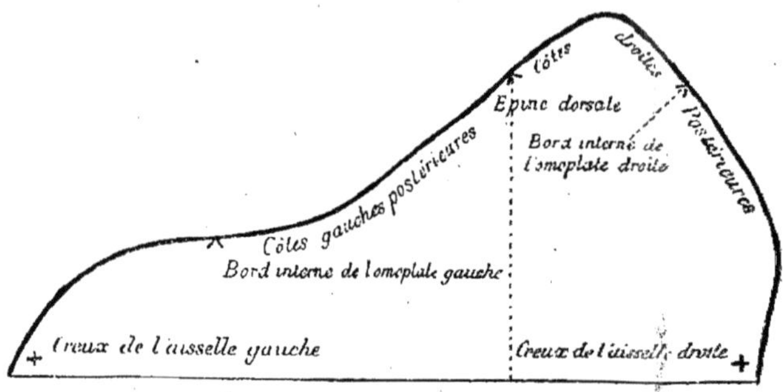

Fig. 6 — Tracé des côtes en arrière, pris d'une aisselle à l'autre, dans la position fléchie du tronc (d'après Redard).

On complète par une photographie de profil et une de face.

Il faut maintenant reconnaître le degré de souplesse du rachis. Il est facile à déterminer par la suspension (manuelle,

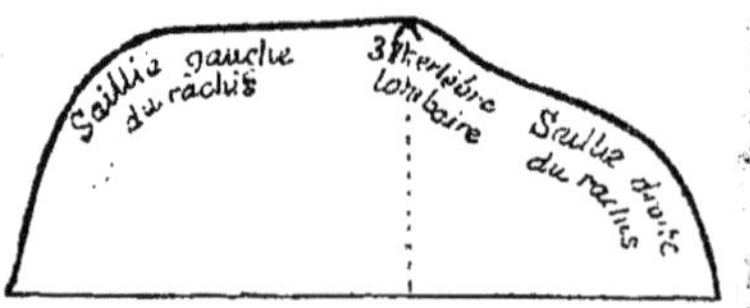

Fig. 7. — Tracé au niveau du milieu des lombes, entre les derniers côtés et la crête iliaque.

appareil de Sayre), qui redresse plus ou moins la colonne vertébrale. De même, le palper du rachis est très utile, pendant que l'on recommande à l'enfant de se courber au maximum en avant, en arrière et latéralement. La rigidité rachidienne est ainsi facilement reconnue ; mais pour éliminer toute cause d'erreur, il vaut mieux fixer les pieds et le bassin de la malade par un moyen quelconque (ceinture, anneau, etc.). Si l'on juge nécessaire de garder l'image, et

même le graphique de ces diverses positions extrêmes d'anté-
flexion, extension et latéroflexion, pour constater plus
tard les progrès thérapeutiques, rien de plus facile ; photographie et procédé de photomensuration réticulée sont égale-

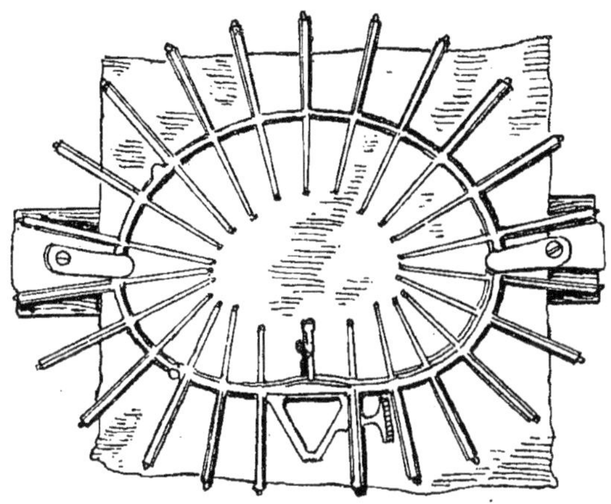

Fig. 8. — Thoracographe construit par M. Demeny,
destiné à fournir les contours du thorax.

*(L'appareil est représenté muni de la planchette qui soutient la feuille de papier
sur laquelle on trace le contour du thorax).*

ment ici de mise. De même, une photographie de l'enfant
pendant la suspension peut avoir son utilité.

Il n'a été question jusqu'à présent que de la photographie
simple. Mais il va sans dire que la stéréoscopie trouve, en
orthopédie comme ailleurs, de multiples applications.

Les divers aspects de la colonne vertébrale sont donc bien
inscrits. Ce n'est pas tout. Nous devons maintenant prendre
la coupe du thorax. Certains orthopédistes se servent (Fig. 6
et 7.) pour le tracé des contours horizontaux, du mètre
flexible et du compas d'épaisseur. Le procédé est long et
peut prêter à la critique. Nous préférons de beaucoup utiliser
l'appareil de Demeny (Fig. 8.) Il est basé sur le même principe que le conformateur ordinaire des chapeliers et donne
des résultats très précis.

Enfin, nous terminerons par la mensuration de la diffé-
rence de niveau entre les angles costaux ou entre les régions

paraspinales lombaires, soit par l'appareil de Lorentz, soit plus simplement à l'aide du mètre flexible.

Si nous récapitulons brièvement l'ensemble de cette observation, nous voyons que l'on peut dresser la *fiche scoliométrique* suivante :

INTERROGATOIRE

Date
Nom
Age
Sexe
Antécédents : héréditaires.
—   personnels.
Histoire de la maladie. — Début (marche lente ou rapide).
Symptômes fonctionnels.

EXAMEN

Variété de la scoliose (essentielle, etc.).
Lieu de la scoliose (dorsale, lombaire).
Direction : de la courbure principale.
—   des courbures de compensation.
Degré de la scoliose (1er, 2e ou 3e).
Souplesse du rachis (souple, peu souple, rigide).
Etat général.
   — du squelette (rachitisme).
   — de l'appareil musculaire.
   — du thorax et des omoplates.
   — du bassin.
   — des membres supérieurs.
   —   — inférieurs (égaux ou inégaux : scoliose statique).
   — de la peau : hyperesthésie.
Examen : du cœur.
     —   des poumons.
     —   du nez.
     —   du système nerveux.
Taille
Poids
Périmètre thoracique.
Flèche de la courbure.
Dimensions des deux hémithorax.

MODE DE TRAITEMENT

. . . .

Ces divers renseignements peuvent être inscrits sur les quatre faces d'un carton replié sur lui-même et fermé, à la façon d'un portefeuille, par un caoutchouc. Dans l'intérieur de ce portefeuille, prennent place les divers chiffres de mensuration, graphiques ou photographies, que nous avons énumérés plus haut (avoir soin pour chacun d'inscrire la date au verso).

CHAPITRE III

THÉRAPEUTIQUE

Une fois établie l'observation méthodique et graphique d'une scoliose, on mettra en œuvre la thérapeutique.

Le traitement de la scoliose essentielle doit être méthodique, régulier, continu, progressif. Il doit être mis en œuvre aussitôt que possible, *dès le début* de la maladie.

A l'égard de cette affection, le chirurgien dispose de moyens plus ou moins puissants, applicables suivant les degrés et les cas, et que nous classerons ainsi : hygiène ou traitement préventif; agents physiques; gymnastique, manœuvres modelantes et manipulations; mécanothérapie; moyens de contention. Tous tendent au même but : supprimer les causes de la déformation, corriger cette déformation et la maintenir réduite. Mais il faut qu'on le sache bien, plus le traitement sera précoce, plus il aura de chances de réussir et d'amener la guérison.

1° Hygiène

Elle doit être appliquée de bonne heure chez les sujets dont le développement inspire des craintes, soit qu'ils aient déjà un très léger degré de déformation, soit parce qu'ils sont simplement menacés par leur hérédité, faiblesse générale, fonctionnelle, etc. Ces enfants coucheront dans le décubitus dorsal, sur un matelas dur, sans traversin, avec un oreiller très plat; dans certains cas, le décubitus sur plan incliné est recommandable.

On conseillera les exercices modérés, progressifs : marche, cure de terrain, course, natation (éviter la voiture, et les autres sports); ces divers exercices ont pour but de consolider la colonne vertébrale et d'amplifier la respiration.

On traitera la myopie et l'obstruction nasale.

Enfin, tous les auteurs insistent avec juste raison sur la surveillance de l'attitude scolaire : éviter la station unifessière, la torsion du tronc à droite, l'écriture anglaise, l'inclinaison du papier. Pour ce faire, une surveillance et des remontrances fréquentes et patientes sont nécessaires. Divers modèles de table à écrire (voir les traités classiques) sont préconisés à bon droit.

Pendant la station debout, les enfants éviteront le hancher unilatéral.

L'alimentation sera tonique (phosphates); on ne négligera pas l'aération constante, le séjour en altitude, à la campagne, la vie au grand air, se rappelant que tous ces faibles du rachis sont des étroits du thorax et par suite des menacés. Nous reviendrons du reste plus loin sur le rôle de la gymnastique respiratoire.

Les vêtements seront aisés. Pas de bretelles, pas de corsets dits de maintien. Le corset ne doit gêner ni la respiration ni le thorax et être moulé sur les hanches.

L'importance de certains *agents physiques* a été à tort négligée par quelques auteurs, et non des moindres (Hoffa, entre autres). Nous croyons donc utile d'y insister.

2° Massage

Le massage, auquel les Suédois attribuent une extrême prépondérance, donne d'excellents résultats dans la scoliose. Il doit être pratiqué par un masseur ou une masseuse experts, au commencement de la séance de gymnastique et d'exercice. Du côté des téguments, le massage consiste en : effleurage, frictions, trépidations, vibrations; pour les muscles : les hachures, le tapotement, le pétrissage, le foulage. Il anesthésie en partie le tégument et diminue le tonus musculaire, rendant ainsi plus faciles et plus efficaces les exercices consécutifs. Il assouplit les plans superficiels et profonds, mobilise les adhérences, favorise la nutrition des muscles dégénérés. Le massage portera sur les muscles des flancs, de la nuque, des régions dorsales latérales, de l'abdomen, des fessiers; il sera particulièrement prolongé sur les muscles des gouttières vertébrales, et surtout du côté de la convexité. On le fera de bas en haut, des lombes au vertex.

Les massages seront quotidiens, répétés au début de chaque séance, à titre de préparation. Leur durée variera suivant les cas. On les exécute sur le malade placé dans le décubitus horizontal ventral, puis latéral, et même pendant la suspension : suspension par les aisselles (appareil de Sayre) ou à l'échelle.

3° **Hydrothérapie**

L'hydrothérapie, au contraire, clôture chaque séance d'exercices. Le mode d'application le plus fréquent est la douche froide avec percussion au niveau du rachis. C'est là un excellent traitement chez les malades assez forts pour le supporter et qui n'ont ni troubles cardiaques ni troubles pulmonaires ; il agit à titre de tonique de l'état général, modifie la chlorose et l'anémie, conséquences fréquentes de la scoliose, et stimule la contraction musculaire. La douche doit être courte, ne durer que quelques secondes.

Pour habituer le malade à l'eau froide, mal supportée souvent au début, on commence par l'eau chaude ou tiède : douche longue, tiède, terminée par une petite douche froide (très bonne contre les processus inflammatoires). Enfin, on utilise également la douche locale chaude ou la douche alternative, froide et chaude. Dans certains cas, on se trouvera bien de la douche en masse, mais sans pression (contre les contractures, l'hyperesthésie).

4° **Electrothérapie**

L'électrothérapie sera plus rarement appliquée que les agents qui précèdent : tous les deux jours seulement. Nous en sommes, on le voit, plus parcimonieux que certains chirurgiens qui font des séances quotidiennes de dix minutes. On peut employer les courants faradiques avec intermittence : la méthode de la faradisation rythmée préconisée par notre maître le professeur Bergognié.

« Nous utilisons le courant faradique rythmé à une interruption par seconde. L'enfant est couché sur le côté et ne doit souffrir aucunement ; deux électrodes de cent centimètres

carrés sont placées sur le côté convexe de la colonne vertébrale. On donne au courant une intensité suffisante pour
obtenir de bonnes contractions des muscles. La durée de
l'application est d'une demi-heure à trois quarts d'heure. »

Elle donne de très bons résultats dans la paralysie, l'atrophie des muscles. Il faut électriser tout l'appareil musculaire périvertébral, et principalement les muscles de la
convexité.

Si l'atrophie des muscles est extrême, les courants galva-
niques faibles, courants de nutrition, sont très indiqués; de
cinq à dix minutes. On emploiera un courant descendant
(pôle + vertébral, pôle — musculaire). Une excellente
manœuvre consiste à terminer la séance par quelques ferme-
tures, quelques interruptions, et même par quelques inter-
versions polaires.

Plus tard, quand les muscles commenceront à bien se
contracter, on arrivera à la séance faradique, comme plus
haut. Cette distinction est des plus importantes. Appliquer à
un muscle dégénéré, qui ne réagit plus, la faradisation, non
seulement est inutile, mais même nuisible. « Il faut éviter
avec soin de faradiser les muscles qui ne répondent plus au
courant induit. — Dr Larat.

Enfin, on se méfiera, chez ces malades dont les tissus sont
quelquefois mal nourris, des troubles trophiques et des
lésions cutanées, si désagréables, et de guérison si difficile :
à cet effet, on utilisera des électrodes larges, bien recouvertes.
Le courant ne doit pas dépasser huit à douze milliampères,
contrôlés au galvanomètre.

Les agents physiques dont nous venons de parler tonifient
l'organisme, fortifient les muscles, agissent sur l'appareil
ligamenteux, et contribuent par là même, au moins pour une
part, à modifier la déviation vertébrale. Cependant, l'assouplissement, la détorsion de la colonne vertébrale, le redressement de la déformation primitive et des courbures et difformités secondaires sont surtout dévolus à la gymnastique et
aux autres manœuvres que nous allons étudier. Le massage,
l'hydrothérapie, l'électricité sont excellents dans la thérapeutique des scolioses; ils sont même, à notre avis, indispen-
sables; mais ils sont insuffisants. Ils doivent précéder ou
clôturer la séance dont la majeure partie sera consacrée aux
manœuvres ci-après.

5° Gymnastique orthopédique

Nous serons assez brefs sur ce chapitre. Il est, il est vrai,
des plus importants ; mais il nous semble inutile d'insister sur
des exercices, des manœuvres, des appareils surabondamment

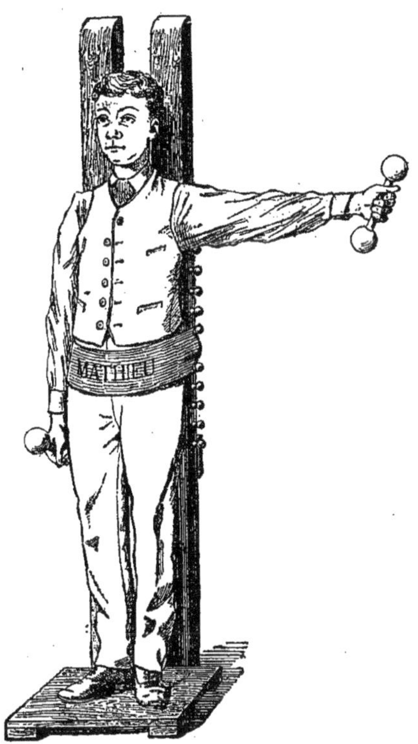

Fig. 9. — Poteau à doubles montants verticaux du docteur Kirmisson pour le
redressement du tronc associé aux larges mouvements respiratoires et aux
mouvements des bras.

décrits et figurés dans les traités spéciaux. Nous le répétons :
nous ne faisons pas ici une revue générale complète.

La gymnastique se fait sans appareils, ou avec des appareils appropriés. Indiquons ceux dont nous nous servons
couramment ; ce sont : la banquette, ou plint (horizontal ou

incliné). — Le mât horizontal (Lorentz, Kirmisson). — Le poteau de Kirmisson. (Fig. 9.) — Les perches verticales. — La barre horizontale. — L'échelle. — L'appareil à suspension de Sayre.

Les exercices sont actifs ou passifs, le malade agissant seul, ou aidé par le chirurgien.

Nombreux sont les exercices préconisés. A dire vrai, chacun a les siens, adopte ses préférences.

La classification que nous en ont donnée Berger et Banzet, et Mme Nageotte-Wilbouchewitch nous paraît excellente, bien qu'incomplète (voir également Redard) ; c'est celle que nous indiquerons brièvement.

Tous ces exercices s'effectuent sous la surveillance du masseur, et même du chirurgien ; à eux de choisir ceux qui conviennent à chaque malade, à chaque étape de la maladie : à eux de les graduer et de les compliquer progressivement. C'est là une question de doigté et de pratique, d'une extrême importance, car dans cette progression et ce choix réside le succès final.

On les distingue en exercices généraux et spéciaux. Les premiers mobilisent le rachis, fortifient les muscles et développent la capacité respiratoire. Les autres combattent des déviations déterminées.

Exercices généraux :

1° Redressement automatique du rachis par la volonté (restitution à l'enfant du sens de la ligne droite. — B. Roth) ; se fait devant une glace, ou sous la toise, ou encore dans la station verticale, mains à la nuque ;

2° Exercices dans le décubitus dorsal ;

3° Exercices dans le décubitus ventral (relèvement du tronc et des membres inférieurs, natation) ;

4° Exercices dans la station debout (avec appui, sans appui, avec les perches ; chaque variété de ces exercices est subdivisée (appareil de Larghiader, fig. 10) en plusieurs séries (voir Mme Nageotte-Wilbouchewitch). On peut y ajouter l'exercice du canotage, au moyen d'un dispositif particulier.

Exercices spéciaux :

Les premiers étaient symétriques. Ceux-ci sont asymétriques. Nous n'indiquons que ceux destinés à combattre la scoliose dorsale à convexité droite, type choisi :

1° Station debout ; exercice de Hoffa ; flexion du tronc dans les régions lombaires (Mme N.-W.) ;

2° Station assise ;

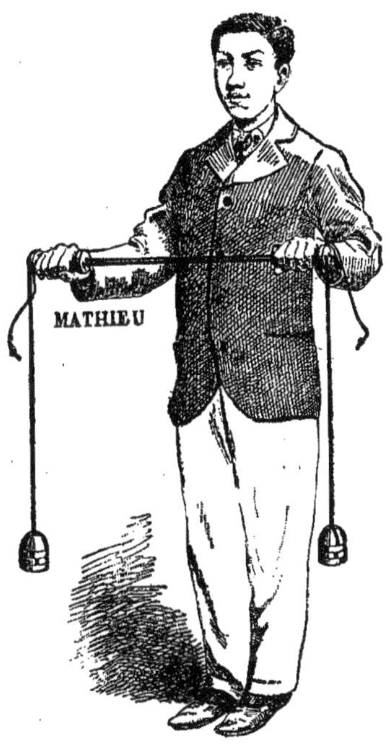

Fig. 10. — Exercice de redressement du tronc, à l'aide de l'appareil de Larghiader passé d'avant en arrière au-dessus de la têté et ramené à la hauteur des épaules.

3° Décubitus ventral ;
4° Décubitus latéral.

Ils comprennent eux-mêmes plusieurs variétés, tendant toutes à abaisser le bassin, redresser la courbure lombaire, enfoncer la convexité dorsale primitive par pression (du malade lui-même) sur la gibbosité costale.

Ces exercices subissent quelques modifications, très simples, si l'on a affaire à d'autres variétés de scoliose : lombaire gauche, dorsale à convexité gauche, dorsale supérieure et cervicale.

Exercices de suspension :

1° *Suspension verticale.* — *a*) Par la tête; appareil de Sayre
fig. 11.) Elle sera répétée très souvent, car elle agit admira-
blement sur les courbures;

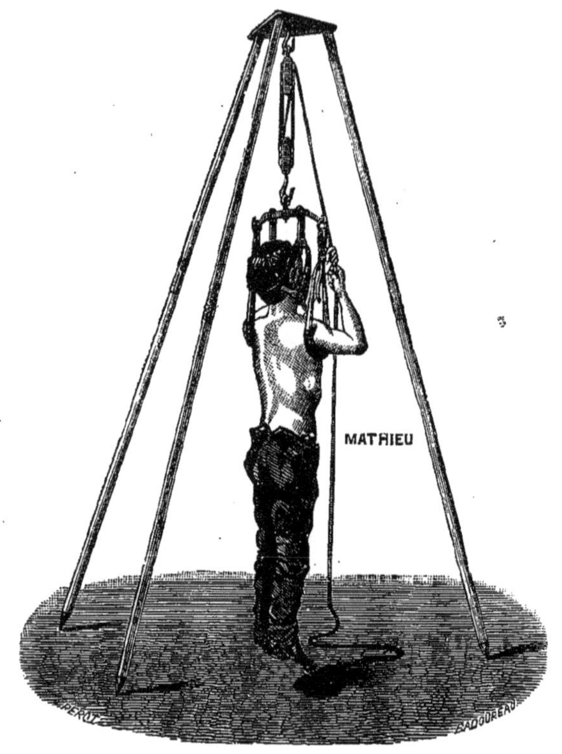

Fig. 11. — Suspension de Sayre

b) Par les aisselles; peut être associée à la précédente;
c) Par les bras, à l'aide de la barre fixe, du trapèze, de
l'échelle dorsale et cervicale. On peut se servir aussi de l'appareil de Beely qui permet d'imprimer des balancements.

2° *Suspension latérale.* — Elle est extrêmement impor-
tante. On se servira du mât horizontal de Lorentz, ou de
l'instrument de Redard, qui est la modification du précé-

dent par un plan incliné : cette modification permet de procéder lentement, sans brutalité, et la manœuvre est ainsi acceptée par les malades pusillanimes; elle facilite les séances prolongées, graduées. Cette suspension est excellente pour les scolioses du premier et même du deuxième degré, mais elle n'est profitable que si le rachis est souple ; elle est inutile et dangereuse dans les scolioses anciennes, rigides. Dans ces

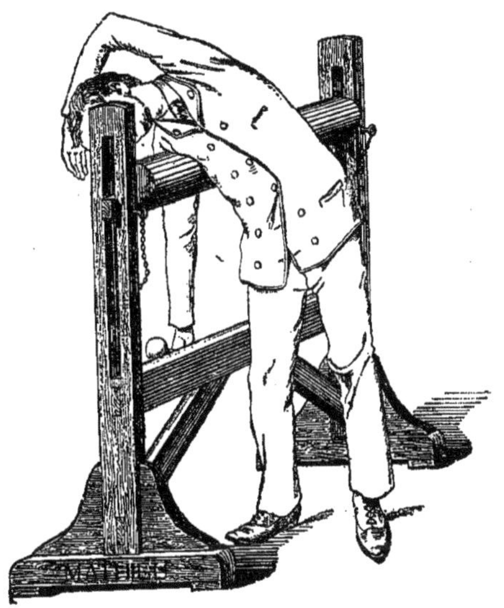

FIG. 12. — Rouleau transversal pour la suspension latérale

cas, les manœuvres que nous décrivons plus loin (manœuvres modelantes, traitement mécanique), sont préférables.

Nous pouvons ajouter ici l'extension continue sur plan incliné, souvent utilisée dans les intervalles de repos. (Fig. 13.)

Les exercices de gymnastiques que nous venons d'énumérer ne sont pas les seuls mis en pratique. Certains orthopédistes (Redard, Hoffa, B. Roth, Sayre, Mickuliz, etc.) en ont préconisé d'autres, dans le détail desquels nous ne pouvons entrer. Ils tendent tous au même résultat. C'est au chirurgien à faire choix, à propos de chaque cas particulier, de ceux qu'il juge les plus propices à aboutir au succès.

La gymnastique joue un grand rôle dans le traitement de
la scoliose ; elle fortifie le système musculaire, surtout les
muscles vertébraux et thoraciques, améliore l'état général.
Toutefois, elle agit peu sur la déformation. Seule, elle est in-
suffisante à modifier la rigidité rachidienne, la forme des os,
la torsion vertébrale, les déformations rachidiennes et thoraciques. Aussi, dans les scolioses un peu avancées, et même

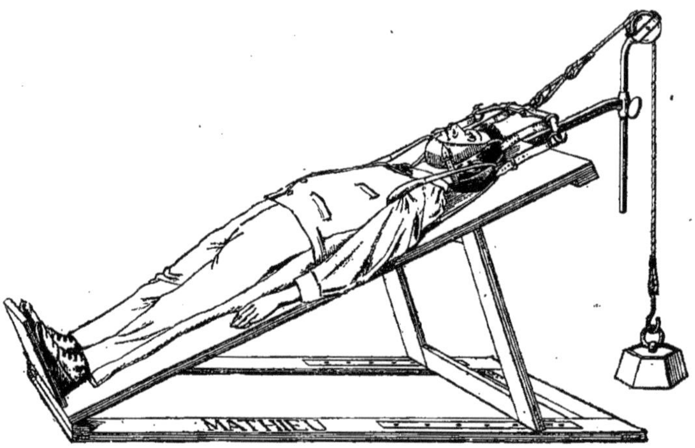

Fig. 13. — Plan incliné permettant l'emploi de l'extension continue.

quelquefois au premier degré, est-on obligé d'avoir recours
aux procédés suivants.

6° Manipulations et manœuvres modelantes

Elles sont manuelles ou mécaniques. Elles consistent en
pressions exercées sur la gibbosité costale. Ces manœuvres,
elles aussi, sont très variables. Elles doivent être rythmiques
et progressives, et demandent une certaine prudence. Le
médecin agit par les deux mains ; quelquefois il s'aide du
genou pour former point d'appui, ou même du bras et de
l'épaule.

On pratiquera ces manœuvres en plaçant le sujet dans :

La flexion symétrique du tronc sur le bassin ;

La position assise, dos au chirurgien ;
La station debout ;

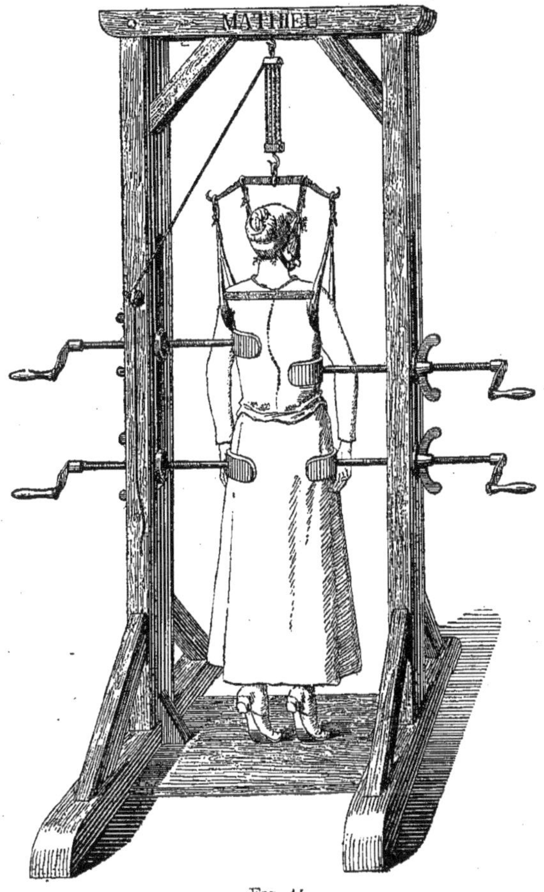

Fig. 14.

Appareil pour la suspension combinée aux pressions latérales (Kirmisson).

Le décubitus ventral :

a) Pression sur la gibbosité thoracique avec résistance sur la hanche opposée ;

b) Pression sur la gibbosité thoracique avec le genou, résistance sur l'aisselle et la hanche opposées.

Le décubitus latéral (on s'aidera, comme point de résistance, du bras ou d'un rouleau) ;

La suspension par l'appareil de Sayre, la barre fixe, l'échelle (suspension par les mains, la tête, les aisselles).

Dans les scolioses plus rebelles, les manipulations seront exécutées par des *appareils mécaniques*. Par eux, on obtiendra la mobilisation, l'assouplissement, la détorsion du rachis et la correction de la déformation thoracique. (Fig. 14 et 15.)

Barwell conseille des tractions convenables en sens inverse, au sommet des courbures, avec des ceintures rembourrées (rachilysis).

Signalons, sans les décrire, les appareils à détorsion de Redard, Hoffa, Fischer, Beely, Zander, que l'on utilise suivant les malades.

Enfin, Redard préconise pour les scolioses sérieuses, au lieu de perdre du temps à des exercices ou des manœuvres inutiles, le redressement forcé par étapes, à l'aide de son levier spécial ; redressement suivi de contention qui est effectuée par un appareil plâtré mis et séché en place, tandis que le malade est dans l'extension horizontale.

7° Mécanothérapie

La mécanothérapie est un adjuvant excellent des exercices et manœuvres précités, formellement indiquée dans certains cas. Ici, l'intervention du chirurgien ou du masseur est remplacée par des appareils *ad hoc* (modèles Zander, Hoffa, Vermeulen). Ces appareils sont actifs ou passifs. Nous les utilisons fréquemment.

Il permettent d'obtenir l'assouplissement de la colonne vertébrale par le balancement du tronc, la rotation passive du bassin, la torsion alternative du buste. Par eux, enfin, on peut arriver à mobiliser les courbures fixes de la colonne vertébrale.

Comme on le voit, la mécanothérapie ne doit être envisagée qu'à titre d'auxiliaire ; mais dans quelques variétés de scoliose où domine la rigidité rachidienne, c'est un auxiliaire indispensable.

8° **Décubitus horizontal et lits orthopédiques**

Le décubitus horizontal, qu'il faut conseiller dans tous les cas de scoliose, ainsi que nous l'avons vu en étudiant l'hygiène préventive, devient, sans interruption, l'élément primordial de la thérapeutique dans quelques scolioses graves, à marche rapide. Tout ce que l'on peut faire, lorsque les déformations sont devenues très vite considérables, c'est de les empêcher de s'aggraver. On ordonnera le décubitus dorsal continu dans un modèle de lit orthopédique, véritable appareil qui sert non seulement au décubitus horizontal, mais exerce aussi des pressions convenables. Parfois même on y joindra l'extension continue, par un plan convenablement incliné.

Le décubitus n'empêche pas les exercices et la gymnastique quotidienne ou biquotidienne, avec massage et hydrothérapie. Au contraire, ces manœuvres sont nécessaires pour le maintien des forces et de l'intégrité musculaire.

9° **Gymnastique respiratoire**

Nous consacrons un paragraphe particulier à cette étude ; car, à notre avis, elle a une importance toute spéciale.

Nous avons suffisamment indiqué les malformations thoraciques et l'insuffisance respiratoire des scoliotiques pour qu'il soit inutile d'insister sur la nécessité de cette gymnastique. Non seulement le thorax des scoliotiques est déformé, mais il manque d'amplitude ; ces malades sont donc des suspects qu'il faut traiter comme tels et chez lesquels la réintégration de l'amplitude normale s'impose.

Le nombre, le genre, la durée et la qualité des exercices seront dosés suivant chaque malade, son entraînement et l'état du cœur et des poumons ; ils ne devront jamais être fatigants.

La gymnastique respiratoire se fait sans instruments ou avec appareils. Elle est active ou passive, le sujet faisant lui-même les exercices, ou se soumettant à l'action du chirurgien ou de certains appareils.

Pour acquérir l'amplitude indispensable, elle se fait, ainsi que les autres exercices, le torse dévêtu ou simplement recouvert d'un maillot.

Comme principe général, on recommandera et on enseignera la respiration normale, (nasale, bouche close).

Le malade fera, plusieurs fois par jour, pendant deux à trois minutes chaque fois, une série d'inspirations et expirations physiologiques, profondes.

MOUVEMENTS ACTIFS :

Station verticale. — Les mouvements des bras facilitent l'inspiration et l'expiration :

Bras en croix, au-dessus de la tête, en croix, au repos ;

Bras horizontaux en avant, au-dessus de la tête, horizontaux, au repos ;

Coudes au corps, portés en arrière ;

Mouvement large de circumduction, coudes au corps, flexions sur les genoux dans la position accroupie (expirateur), retour à la station debout (inspirateur) ;

Mains à la nuque, inspiration et expiration profondes.

Ce sont là des exercices symétriques.

On les répétera d'un seul côté, de façon à agir principalement sur le côté de la lésion.

Station horizontale. — Le malade est étendu sur le plint. Il fait avec les bras le même genre d'exercice, dans le décubitus dorsal, puis dans le décubitus latéral. Dans le décubitus ventral, il effectuera des mouvements de natation, de cheval mécanique. (Mme N.-W.)

Ce sont là des mouvements actifs *sans appareils*.

Le sujet peut s'aider de certains appareils, plus ou moins compliqués : haltères très légers, appareils élastiques excellents (Zofri, Sandow, Whitley, Michelin) ; ces instruments agissent sur le développement des muscles respiratoires tour à tour, lorsqu'ils sont bien dirigés, et semblables aux instruments de mécanothérapie, ils permettent l'inspiration active et l'expiration passive et réciproquement. On utilisera aussi avantageusement les agrès courants de gymnastique : trapèze, anneaux, barre fixe.

Mouvements passifs :

Ils sont exécutés *par le chirurgien* sur le malade, étendu à plat dos sur le plint. Il agit par les bras tenus comme leviers, par des pressions alternatives sur le thorax et l'abdomen, exactement comme dans la respiration artificielle, employée comme traitement dans les accidents chloroformiques.

Enfin, on peut agir par la *mécanothérapie :* appareils de Zander, permettant l'inspiration active avec expiration passive et *vice versa.* Ces mouvements sont symétriques ou unilatéraux.

Nous devons dire, en terminant, que nombre des exercices de gymnastique orthopédique signalés plus haut concourent à la réfection thoracique et au développement des muscles respiratoires.

10° Moyens de contention

Ils sont le complément nécessaire de tous les exercices étudiés jusqu'ici. D'une séance à l'autre, la déviation se rétablit, et si on laissait l'enfant sans soutien on risquerait de perdre le bénéfice acquis. Quelques rares scolioses peuvent s'en passer ; mais mieux vaut employer systématiquement les agents de soutien.

Le chirurgien (comme en ce qui concerne les exercices gymnastiques, les manœuvres et manipulations, les appareils) a à sa disposition toute une gamme de moyens de contention.

Pour les scolioses bénignes, après chaque séance, nous plaçons un simple corset de coutil (modèle de Kirmisson).

Mais dans les cas plus anciens, plus avancés, ce procédé n'est pas toujours suffisant. Il faut recourir à des moyens plus efficaces.

Les appareils peuvent être faits par le chirurgien. Ils ont cet avantage d'être montés sur le sujet lui-même et faits en connaissance de cause : ce sont les corsets plâtrés ou silicatés. On les appliquera dans la position redressée et la détorsion (attitude de Hoffa, à l'aide du portique et des bandes de détorsion : bandes de toile bandes de caoutchouc Lorentz). On inclut ces bandes de toile dans l'appareil lui-même.

Nous n'avons pas à insister sur la confection du corset

plâtré. Le sujet étant placé dans le portique, l'attitude de détorsion convenablement obtenue dans la suspension, ou simplement suspendu par l'appareil de Sayre si le cas est léger, revêtu d'un maillot ajusté en jersey, on applique les tours de bandes plâtrées. On peut également inclure, pour plus de solidité, des attelles de zinc. Enfin, le corset s'arrêtera aux aisselles. Dans les scolioses hautes et avancées il devra prendre les épaules.

L'appareil sera sectionné sur la ligne médiane et pourvu d'œillères ; le malade peut ainsi l'enlever pour la nuit et pour les exercices. L'orthopédiste aura le soin de sectionner et d'enlever les parties plâtrées qui correspondent à la région épigastrique et, chez les fillettes un peu grandes, aux régions pectorales.

A côté de ces corsets complets, signalons les bandages plâtrés à traction latérale et à pression (Lorentz) : bandes plâtrées appliquées après mise en place d'une bande spéciale en caoutchouc, formant pression et détorsion.

Nous avons décrit l'appareil amovible. Pour certains cas, les corsets plâtrés inamovibles deviennent utiles. Ils comprennent le cou et fixent la tête. Ils sont indiqués soit quand la déviation se reproduit immédiatement après les manœuvres et l'ablation du corset amovible ; soit quand la mobilisation est difficile ; on pratique le redressement forcé par étapes, progressif, suivi de contention (application de l'appareil pendant l'extension continue horizontale), dont il a été question plus haut.

Enfin, on peut avoir recours, dans des cas graves ou chez des malades qu'il est impossible de garder en surveillance, à des corsets construits par les fabricants. Les modèles en sont nombreux. Ils sont établis soit d'après les mesures données, soit d'après des plâtres faits d'avance, soit, dans les scolioses graves, sur des moulages exécutés d'après le malade et rectifiés. Ils sont en général construits en cuir moulé ; cependant d'autres substances sont également employées. Ces corsets agissent par pression, par inclinaison, par extension et soulèvement du tronc, par détorsion, etc.

Combien de temps une scoliotique doit-elle garder le corset ? En général, très longtemps. Elle le conservera même après avoir quitté le chirurgien. Le corset maintient la rectitude du tronc et l'insuffisance du squelette ; il faut donc, pour l'abandonner, que le squelette soit devenu suffisant, que le développement soit achevé et qu'il n'y ait plus chances de récidive : seize, dix-sept, dix-huit ans. Cela, évidemment, dépend du degré de la scoliose et des résultats fournis par le traitement gymnastique. Quelques-unes même peuvent s'en passer.

CHAPITRE IV

LA PRATIQUE DU TRAITEMENT

Nous avons exposé la méthode thérapeutique. Il nous faudrait maintenant dire en quelques mots comment nous appliquons cette méthode. Cela a été fait en grande partie dans les considérations qui précèdent. On ne peut d'ailleurs poser des règles fixes. Tout dépend du degré de la scoliose et, même pour un degré semblable, de chaque malade. Chacun fait sa scoliose à sa façon ; il n'y a pas de scolioses, mais des scoliotiques. Chaque malade doit être longuement observée et traitée en conséquence. C'est une question de pratique, de doigté ; c'est par l'étude approfondie de chaque cas que l'on s'oriente.

L'hygiène, les agents physiques (massage, hydrothérapie, électricité) sont applicables, d'une manière générale, à tous les malades. Nous en avons plus haut délimité les attributions et les indications.

Après avoir été interrogée, examinée, mensurée, photographiée, l'enfant est amenée dans la salle d'exercices.

La séance d'exercices quotidienne étant de quarante à soixante minutes, est précédée d'un massage et suivie d'une application hydrothérapique convenable. Tous les deux jours, électrisation (méthode faradique rythmée, galvanisation, etc.).

Les séances peuvent aussi être biquotidiennes, chacune étant raccourcie ; ceci surtout pour les enfants très malingres. La leçon en effet ne doit jamais causer aucune fatigue durable.

Dans les scolioses au premier degré, les exercices de

gymnastique suffisent fréquemment (exercices généraux, spéciaux, de suspension).

Au deuxième degré, nécessité est souvent d'y adjoindre des manœuvres modelantes, bien dosées et graduées suivant chaque malade, sa force, et son entraînement thérapeutique ; nous insistons sur la suspension verticale et latérale (mât, échelle).

« Les exercices les plus simples, particulièrement les exercices généraux, doivent être répétés par les enfants une heure ou deux par jour, sous la surveillance d'une personne

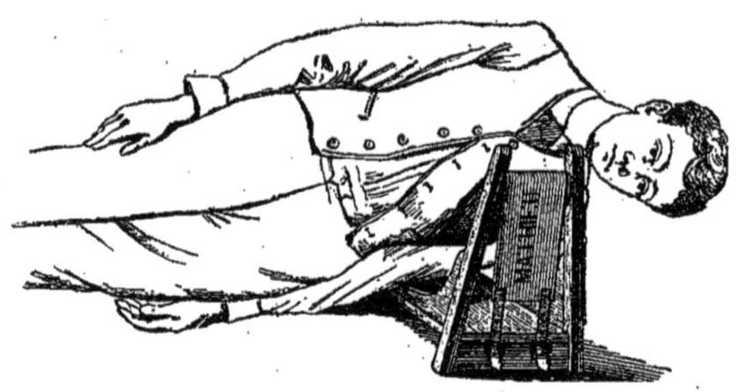

Fig. 15. — Tabouret de Kirmisson pour l'inclinaison latérale.

de leur entourage. Le temps le plus favorable pour la leçon est celui qui précède les repas. Il faut faire alterner les attitudes stationnaires avec les mouvements actifs ou résistants, faire en sorte que chaque exercice laisse reposer les muscles et les articulations plus particulièrement mis en jeu par l'exercice précédent. » — Berger et Banzet.

Pour certains cas du deuxième degré, et le troisième, outre les exercices et manœuvres précédents, nous faisons entrer en jeu les appareils mécaniques (à pression et à détorsion), la mécanothérapie (rotation passive du bassin, etc.).

S'il est nécessaire, nous pratiquons la réduction forcée par étapes — appareil inamovible.

Enfin, pour les scolioses graves, malignes, le décubitus horizontal (lits orthopédiques) entrecoupé de massage général et local, hydrothérapie, soins hygiéniques et gymnastique orthopédique, peut être indispensable. Si le séjour à la maison de santé peut être facultatif pour beaucoup des précédents malades, pour ceux-ci il est pour ainsi dire obligatoire.

Dans les intervalles de repos des séances gymnastiques, les enfants se reposent sur la banquette horizontale, le lit de repos (Zander) ou le plint incliné avec extension. Il est bon parfois de les mettre dans le repos unilatéral. (Fig. 15 et 16.)

Tous les exercices, qui se compliquent progressivement,

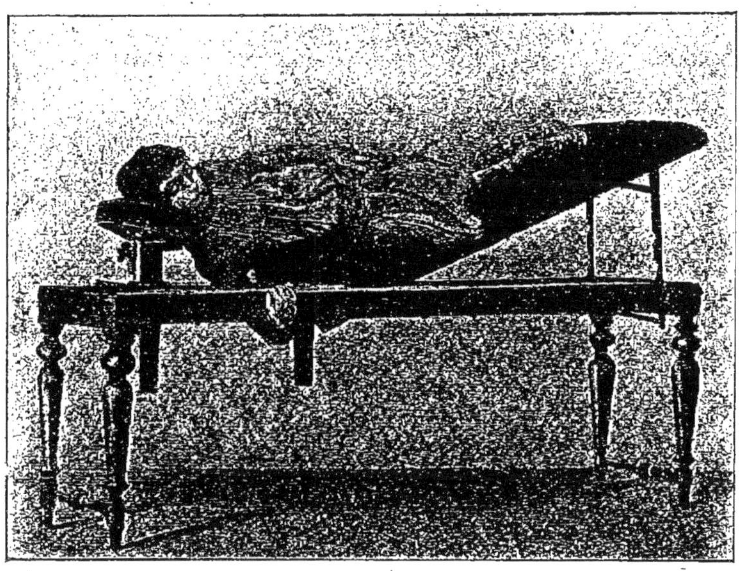

Fig. 16.

Lit de repos permettant la pression unilatérale sur la convexité de la déviation.

sont exécutés sous la surveillance du chirurgien et du masseur ou de la masseuse.

Une fois la séance terminée, le malade s'allonge sur un lit dur pendant une heure.

Entre les séances, les progrès sont maintenus par le port d'un moyen de soutien : corset de coutil — plus rarement, corset plâtré amovible — corset en cuir moulé, etc.

A des intervalles réguliers, les graphiques, mensurations, et photographies sont renouvelés et insérés dans la « fiche scoliométrique » qui est mise à la disposition des parents de l'enfant.

Enfin, nous donnons une règle de vie que la malade doit suivre en dehors des séances : attitude en écrivant, position debout symétrique et non hanchée, gymnastique respiratoire fréquente, cure de terrain, permission de certains exercices physiques, alimentation, etc., etc.

Quant à la durée du séjour, elle est variable, on le comprend, suivant le degré de l'affection et dépend souvent des malades. Mais un séjour de longue durée n'est nullement indispensable. Lorsque le traitement est installé, « orienté », la malade peut parfaitement rentrer chez elle.

Lorsqu'elle quitte l'Institut, améliorée ou guérie, la malade est « éduquée ». Il lui sera facile de continuer en famille, sous la surveillance de son médecin particulier, les exercices nécessaires, les pratiques d'hygiène qui lui seront tracés. Si elle a un corset plâtré amovible, il faudra le refaire de temps à autre ; et si elle possède un corset fait par le fabricant, le modifier suivant la marche de l'affection et les nécessités de la croissance.

Au demeurant, nombre de malades reviennent chaque année pendant un certain laps de temps faire leur saison à l'Institut, comme on fait une saison thermale.

CHAPITRE V

LES INSTITUTS ORTHOPÉDIQUES
L'INSTITUT D'ARGELÈS

Une question s'impose : ces instituts sont-ils utiles ?

Notre réponse sera catégorique : ils sont nécessaires. Et il est regrettable que sous ce rapport la France ait à recevoir des leçons de l'étranger, du nord principalement, où ce genre d'établissements se répand de plus en plus (Suède, Angleterre, Suisse, Allemagne, Autriche, etc.).

Comment veut-on que le praticien, voire même le chirurgien, surmenés, aient le temps de s'occuper de tout ce que demande un scoliotique : appareils mensurateurs, photographies, pour l'observation. Exercices quotidiens de gymnastique, manœuvres modelantes, hydrothérapie, massage, électricité, contention, mécanothérapie, etc., etc., pour le traitement ? C'est évidemment impossible.

Si une spécialité s'impose, c'est bien certainement celle

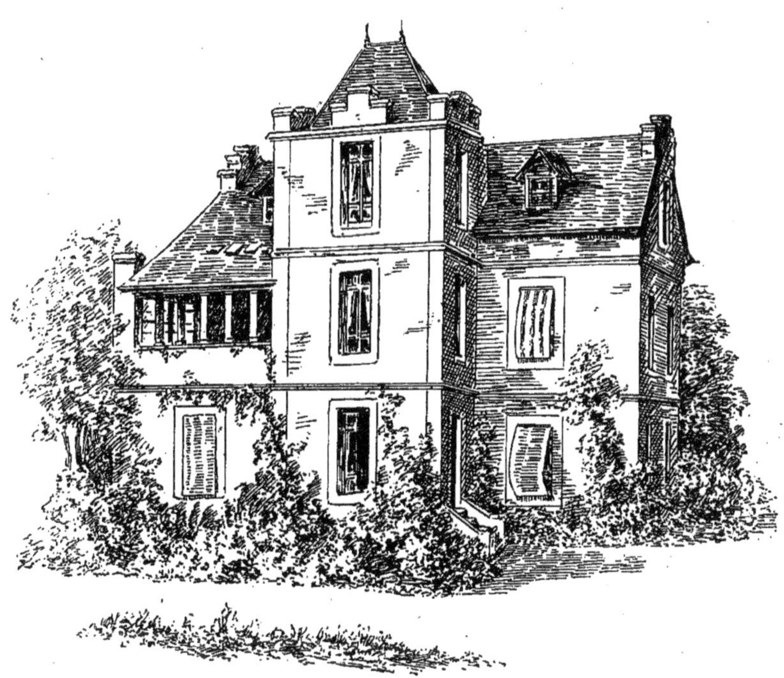

Fig. 17. — La maison de santé orthopédique (Villa d'Azun).

d'orthopédiste. Et cette spécialité, qui nécessite une foule d'appareils, d'instruments d'un prix fort élevé et un large espace, ne peut s'exercer que dans un institut convenablement aménagé.

Qu'on remarque bien qu'il n'a été ici question que de la scoliose. Mais combien ces remarques sont plus vraies encore si on envisage l'ensemble des affections orthopédiques : luxation de la hanche, ankylose, pied bot, paralysies, rachitisme, etc., qui exigent d'autres appareils, l'usage constant de l'électricité

et de l'hydrothérapie sous toutes leurs formes (radiographie,
par exemple), et parfois l'utilisation d'une maison de santé
bien agencée !

Du reste, dans ces instituts, le malade et son entourage
feront leur éducation orthopédique ; ils apprendront l'hygiène
préventive, ils sauront les exercices qu'il faut faire, ils y rece-
vront un véritable programme ; vis-à-vis d'eux et même de
ceux qui ne peuvent y séjourner longtemps, l'établissement

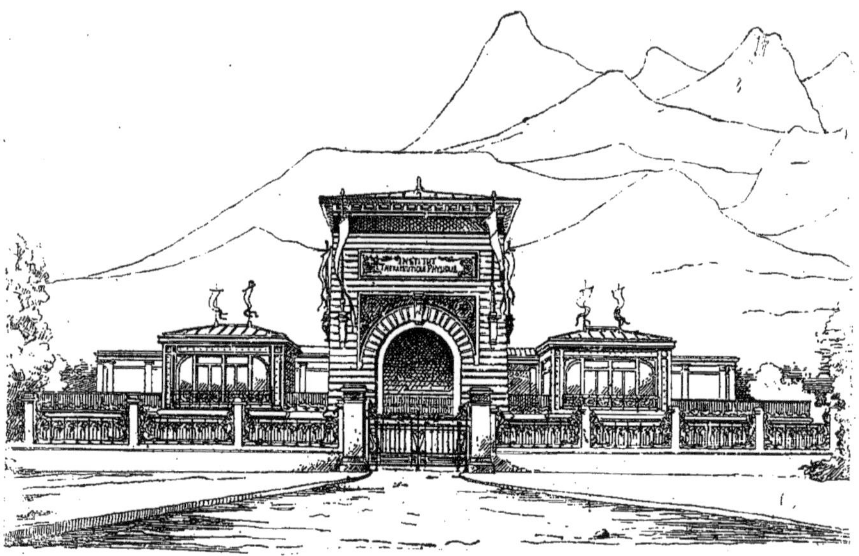

Fig. 18. — Vue extérieure de l'Institut.

jouera le même rôle d'école que le sanatorium vis-à-vis des
tuberculeux.

Mais pourquoi, dira-t-on, placer ces instituts si loin, hors
des villes ? La réponse est également simple. C'est pour ré-
pondre aux indications des affections orthopédiques. Le professeur Kirmisson y a longuement insisté à juste raison. Quelques établissements sont situés au bord de la mer : le climat
marin est recommandable contre quelques-unes des manifes-
tations orthopédiques (tuberculoses locales). Mais le climat de
montagne, d'altitude modérée, qui répond à tous les cas,
nous paraît encore préférable. Les enfants y auront la pureté
de l'air et toutes les conditions climatiques qui leur sont si

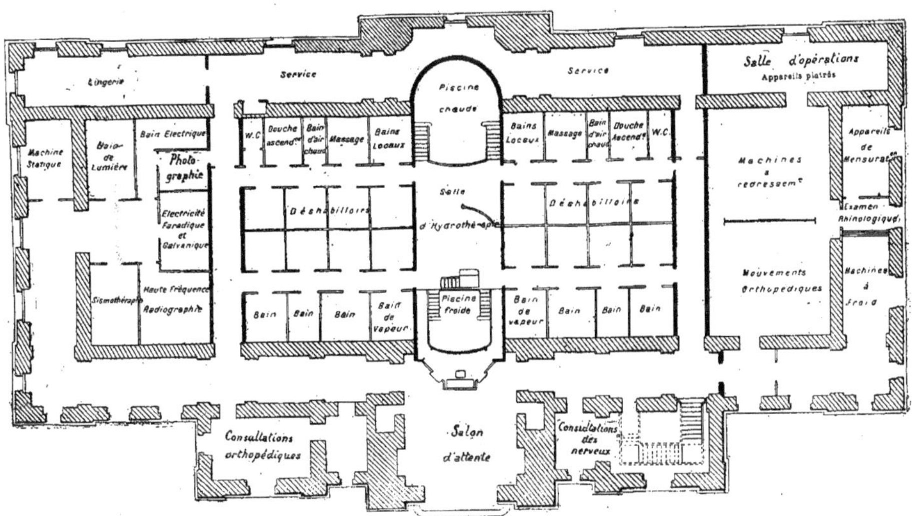

Fig. 19. — Distribution générale de l'Institut des agents physiques.

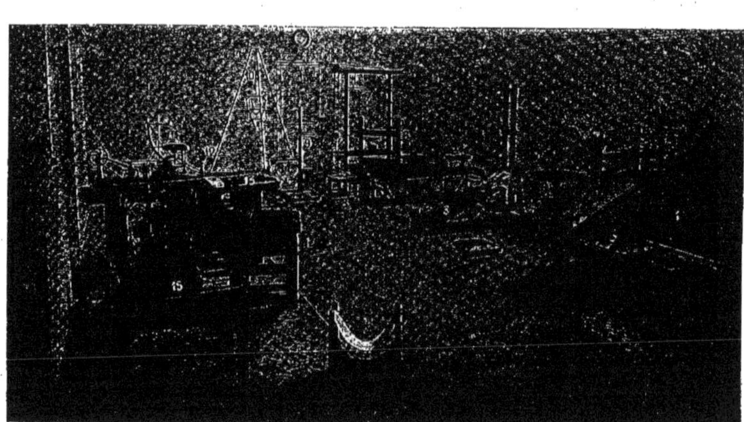

FIG. 20. — LA SALLE DES TRAITEMENTS PAR LA GYMNASTIQUE MÉDICALE.

1. Plan incliné de Zander. — 2. Appareil pour flexion latérale du dos. — 3. Plan incliné avec extension continue de Kirmisson. 4. Poteau à doubles montants verticaux de Kirmisson. — 5. Lit de repos de Zander. — 6. Rouleau de Lorentz. — 7. Appareil pour inclinaison latérale du bassin. — 8. Tabouret et appareil de Larghiader. — 9. Thoracomètre de Demeny et Kirmisson. — 10. Suspension de Sayre. — 11. Tabouret de détorsion. — 12. Flexion antéro-postérieure du dos. — 13. Plint élevé. — 14. Table de détorsion. — 15. Appareil pour mobilisation latérale du bassin. — 16. Tabouret renversé de Kirmisson pour pression latérale.

utiles. Il ne faut pas en effet perdre de vue que les scoliotiques (pour n'envisager que ceux-là, sans parler des
pottiques, tumeurs blanches, et autres), ont le thorax rétréci
et qu'il faut lutter par tous les moyens pour rendre à leur
cage thoracique et à leurs poumons leur forme, leur dimen-
sion et leur résistance normales.

A notre avis, l'Institut d'Argelès répond aux desiderata
des plus difficiles. Son installation (en y comprenant la
maison de santé comme annexe) (Fig. 17.) est tout à fait
moderne et comprend les dernières acquisitions de l'orthopédie. (Fig. 19.) Nous y avons sous la main tous les instruments et appareils nécessaires : mensuration, photographie,
radiographie, gymnastique, mécanothérapie, installations
électrique et hydrothérapique.

Nous ne pouvons, on le conçoit, en faire ici l'énumération
complète. Les photographies et le plan ci-joints en disent, à
cet égard, plus qu'une longue description.

Enfin, et ce n'est pas un mince avantage, l'établissement
est installé dans cette vallée d'Argelès qui fut choisie en 1885
pour l'emplacement d'un sanatorium d'enfants scrofuleux,
après bien des études dans le Plateau Central, les Alpes et les
Pyrénées, par une commission médicale des plus autorisées.

Dans un travail récent, M. Raynaud a constaté les excellents résultats obtenus dans ce sanatorium peuplé de scrofuleux. De même Landouzy (v. *Presse médicale*, septembre
1900) signale Argelès comme un endroit choisi pour le traitement des enfants malingres ou déformés.

La réputation du climat d'Argelès n'est donc plus à faire :
il nous suffira d'avoir signalé combien ces conditions climatiques constituent un adjuvant précieux dans le traitement
des affections orthopédiques.

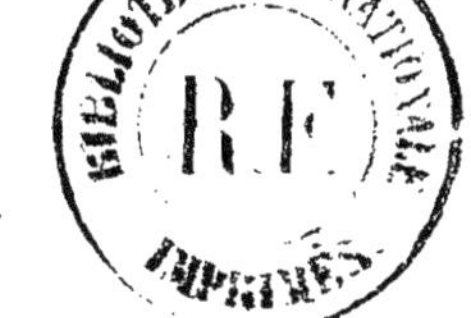

TABLE DES MATIÈRES

TABLE DES FIGURES

Paris. — Imp. C. Pariset, 101, rue Richelieu.

www.ingramcontent.com/pod-product-compliance
Ingram Content Group UK Ltd.
Pitfield, Milton Keynes, MK11 3LW, UK
UKHW020053100726
13658UKWH00004B/1738